Layena Bassols Rheinfelder
Klaus Jürgen Becker

MEHR ENERGIE DURCH HEILEN MIT ZEICHEN

Layena Bassols Rheinfelder
Klaus Jürgen Becker

MEHR ENERGIE DURCH HEILEN MIT ZEICHEN

14 Körperpunkte selbst aktivieren

nymphenburger

Inhalt

Mehr Energie – Tag für Tag 6

Das Testen 12

Die Einhandrute 12 • Der kinesiologische Test 18

Die Energiebalance 21

Dickdarm-Punkt 30 • Herz-Punkt 32
Kreislauf-Sexus-Punkt 34 • Dünndarm-Punkt 36
Immunsystem-Zone 38 • Lungen-Punkt 40
Leber-Punkt 42 • Nieren-Punkt 44
Milz-/Pankreas-Punkt 46 • Magen-Punkt 48
Gallen-Punkt 50 • Blasen-Punkt 52 • Toxin-Punkt 54
Allergie-Punkt 56

Oft gestellte Fragen 57

Sofort-Energie 59

Die Autoren 61

Mehr Energie – Tag für Tag

Jeder von uns hätte gerne mehr Energie zur Verfügung. Wer mehr Energie hat, ist leistungsfähiger, kann sich besser durchsetzen, verfügt über mehr Charisma und führt ein »besseres Leben«. Wir wissen heute, dass Krankheiten oft Energieprobleme darstellen: Zu wenig oder gestaute Energie macht krank, während frei fließende Energie unsere Gesundheit kräftigt. Das griechische Wort »Energeia« bedeutet »Wirklichkeit«. Unsere Wirklichkeit ist eine Welt aus Energie. Wir sind umgeben von Energie und wir erzeugen auch ständig Energie aus uns heraus. Weshalb sind wir dann oft so müde und erschöpft? Stress, Disharmonien und vor allem Blockaden in unseren Energiebahnen nehmen uns wertvolle Lebensenergie bzw. verhindern, dass die Energie frei durch uns fließen kann.

Frei fließende Energie stärkt die Gesundheit

Wie kommen wir zu mehr Energie?

Mittlerweile gibt es eine Unmenge an Tipps, wie wir unser Energieniveau steigern können. Die Empfehlungen reichen von Sport bis hin zu einer optimalen Ernährung. Manche, die Energiedefizite spüren, versuchen, diese durch Kaffee, Drogen, Medikamente, Aufbaupräparate, Stimulanzien oder auf andere Weise auszugleichen.

Der in diesem Buch vorgeschlagene Weg orientiert sich an der Heilmethode PraNeoHom®, die bereits in unserem Buch

»Heilen mit Zeichen« vorgestellt wurde. Sie lernen, mit der einfachen Methode der Energiebalance Ihren inneren Energiefluss freizulegen und gleichzeitig Ihre verfügbaren Energiereserven aufzubauen. Das verleiht Ihnen Kraft und Klarheit für Ihren Tag.

Kraft und Klarheit für den Tag

Keine Sorge, Sie müssen dafür weder einen Kopfstand können noch besonders sportlich sein. Das Einzige, was Sie für die Energiebalance benötigen, sind ein Stift, eine Einhandrute und täglich einige Minuten Zeit.

Mit etwas Übung können Sie Ihre Energiebalance jeden Morgen binnen zehn Minuten herstellen. Gönnen Sie sich diese Zeit, denn es handelt sich um IHRE zehn Minuten, mit denen Sie die Qualität Ihres Tages und Ihres Lebens verändern.

»Harmonie ist gegeben,
wenn alles im rechten Maße vorhanden ist.«

Tao Te King

Die Energiebahnen

Unsere Lebensenergie strömt auf sogenannten Energiebahnen (Meridianen), die sich durch unseren gesamten Körper ziehen. Sie können sich diese Bahnen wie Stromschaltkreise vorstellen, die Sie in Ihrer Wohnung haben. Da gibt es den Schaltkreis für die Küche, das Bad, das Wohnzimmer. Entsprechend gibt es auch in Ihrem Körper Leitbahnen für verschiedene Grundenergien, nur dass diese miteinander verbunden und nicht getrennt voneinander sind. Nach taoistischer Vorstellung entstehen Mattigkeit, Störungen, Gereiztheit und auch Krankheiten durch Blockaden, Energiemangelzustände oder ein Ungleichgewicht in diesen Energiebahnen.

Glücklicherweise können Sie Disharmonien in den Energiebahnen leicht beheben. Sie brauchen dafür weder Yoga noch Qi Gong zu beherrschen – es genügt, wenn Sie jeden Morgen (oder bei Bedarf) Ihre 14 Energiepunkte überprüfen und ggf. mit einem Stift bemalen. Sie fragen vielleicht: Dies ist alles? – Ja, dies ist alles.

Die Energiebalance ist sehr effektiv

Natürlich können Sie Ihren Energiezustand dann noch weiter steigern durch Yoga, Qi Gong oder eine andere Methode. Doch mit der Energiebalance erhalten Sie eine einfache, für jedermann zugängliche energetische Grundversorgung.

Die 14 Energiepunkte

Das Wissen um diese Energiebahnen macht sich z.B. die Akupunktur oder die Fußreflexzonenmassage zunutze. Um diese Energiebahnen in Fluss zu bringen, genügt es, bestimmte Körperstellen, wo Energiepunkte sind, mit einem Sinuszeichen zu bemalen.

Wir haben für die Energiebalance die 14 wichtigsten Energiepunkte ausgewählt. Es handelt sich hierbei um Akupunkturpunkte der Traditionellen Chinesischen Medizin. Akupunkturpunkte sind wissenschaftlich nachweisbare »Löcher«, Eintrittspforten in unser Energiesystem, durch die Gefäßnervenbündel nach außen treten. Diese Energiepunkte sind anatomisch vorgegeben und sind damit keineswegs »mystisch« aufzufassen. Sie sind real existent. An genau diesen Stellen können Sie Ihre Energiebahnen durch einfaches Bemalen positiv beeinflussen.

An Energiepunkten das Energiesystem beeinflussen

Die Wirkung der Zeichen

Seit Urzeiten verwenden die Menschen Symbole im Rahmen ritueller Körperbemalungen, um das eigene Energiesystem ganz gezielt zu stärken und zu heilen. Das Wissen um die Kraft der Zeichen gehört offenbar zum Urwissen der Menschheit.

Dem Wiener Elektrotechniker und Lebensenergie-Forscher Erich Körbler verdanken wir die Wiederentdeckung dieser uralten Tradition: das Bemalen des Körpers durch Auftragen ganz bestimmter, hochwirksamer Zeichen auf die Haut, um zu einem Höchstmaß an harmonischer Energie zu kommen. Ebenso wie bei der klassischen Homöopathie geht es auch bei der Praxisorientierten Neuen Homöopathie um Information, die sich auf unsere Energie harmonisierend oder blockierend auswirkt. Die Zeichen, die Erich Körbler in den achtziger Jahren entdeckt hat, verändern die Information und somit unsere Energie. Wir können unser Energiesystem durch das Aufmalen dieser Zeichen auf bestimmte Energiepunkte harmonisieren. Wie das geht, lernen Sie im Folgenden.

Das Sinuszeichen

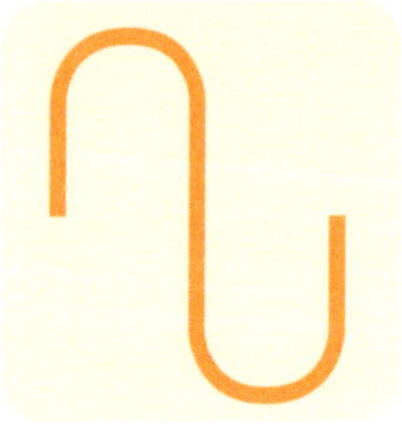

Energie ist in Ihrem Körper und um Sie herum ausreichend vorhanden. Manchmal ist diese Energie jedoch blockiert oder an Störinformationen gekoppelt. Dies lässt sich dadurch ändern, dass Sie in Ihrem Körper und in Ihrer Psyche Energieblockaden und Energiemangelzustände auffindig machen und durch Aufmalen eines Zeichens die Energie ins Fließen bringen.

Mit dem Sinuszeichen Blockaden lösen

Sinnbildlich: Wenn wir die Handbremse angezogen haben, müssen wir diese lösen, bevor wir Gas geben.
Das Schöne bei der Energiebalance ist, dass Sie dabei nur mit einem einzigen Zeichen arbeiten: dem Sinuszeichen.
Der Sinus ist ein sogenanntes Umkehrzeichen, es kehrt die Information um. Bitte malen Sie deshalb keine Sinuszeichen auf Punkte, die in Ordnung sind. Denn das Sinuszeichen wirkt auch umgekehrt, d. h. fließende Energien können mittels dieses Zeichens blockiert werden! Darum ist der Sinus nur auf Energiepunkte anzuwenden, die blockiert sind.

Sinus kehrt jede Information um

Der Sinus auf einem Energiepunkt, der blockiert ist, bringt die Energie zum Fließen.
Wird der Sinus auf einen »gesunden« Energiepunkt gemalt, würde er eher ein Ungleichgewicht erzeugen:

blockiert → fließend
fließend → blockiert

Das Testen

Die Einhandrute

Wir empfehlen Ihnen, jeden der 14 Energiepunkte einzeln auszutesten. Der einfachste Weg dazu ist, den Umgang mit der Einhandrute zu lernen. Früher konnten wir anhand der fünf Sinne erkennen, ob z. B. ein Apfel gut für uns war. Ein Apfel, der gut aussah, gut roch und gut schmeckte, war gut für uns. Heute ist es anders.

Jeder Energiepunkt sollte getestet werden

Der Apfel, der gut aussieht, gut riecht und gut schmeckt, kann bestrahlt sein oder Pestizide enthalten. Dies gilt auch im übertragenen Sinne für alle anderen Lebensbereiche. Aus diesem Grund wird es immer wichtiger, eine wirklich aussagekräftige Testmöglichkeit zu beherrschen.

»Nicht weil Dinge schwierig sind,
wagen wir sie nicht,
sondern weil wir sie nicht wagen,
sind sie schwierig.«

Seneca

Anleitung zum Testen mit der Einhandrute

Nehmen Sie eine Einhandrute[1] in die rechte Hand (Linkshänder in die linke Hand) und halten Sie sie entspannt vor sich. Wiederholen Sie immer wieder ein Wort, das für Sie eine positive Bedeutung hat, oder denken Sie an etwas Schönes. Beobachten Sie den Ausschlag der Rute und merken Sie sich diesen. Der Ausschlag, den Sie erhalten haben, steht für »ja« bzw. »verträglich«.
Danach denken Sie für einen Augenblick an etwas Negatives, Unangenehmes und beobachten wiederum den Rutenausschlag. Der Ausschlag, den Sie nun erhalten haben, steht für »nein« bzw. »unverträglich«.

Die Rute hat grundsätzlich zwei Möglichkeiten, ein »Ja« und ein »Nein« zu signalisieren:

- Horizontal: Menschen, bei denen ein waagerechter Ausschlag »ja« bedeutet, nennt man »horizontal gepolt«. Wir können den horizontalen Ausschlag als etwas Verbindendes zwischen dem Objekt der Testung und uns ansehen. Das »Nein« zeigt sich bei den horizontal gepolten Menschen als eine Auf- und Abbewegung der Rute, symbolisch: eine Trennung zwischen dem Menschen und dem Objekt der Testung.

[1] Andere Namen für Einhandrute sind »Rute« oder »Tensor«. Erhältlich im www.praneohom-shop.de.

- Vertikal: Menschen, bei denen sich ein »Ja« in einem senkrechten Ausschlag zeigt, nennt man »vertikal gepolt«. Der Ausschlag ist in dem Fall mit einem Kopfnicken vergleichbar. Das »Nein« zeigt sich bei den vertikal gepolten Menschen als ein waagrechter Ausschlag der Rute, symbolisch: ein Kopfschütteln.

Bei horizontal gepolten schwingt die Rute	Bei vertikal gepolten schwingt die Rute
verträglich, positiv = horizontal, waagerecht, hin und her	**verträglich**, positiv = vertikal, senkrecht, auf und ab
unverträglich, negativ = vertikal, senkrecht, auf und ab	**unverträglich**, negativ = horizontal, waagerecht, hin und her

Nach erfolgter Eichung nehmen Sie z. B. einen Apfel in die linke Hand (Linkshänder in die rechte Hand) und beobachten den Ausschlag Ihrer Rute. Die Rute ist hierbei natürlich lediglich der Zeiger, das Instrument sind Sie selbst bzw. Ihr Unterbewusstsein.

Das Testen der 14 Energiepunkte

Um die Energiebalance für sich und andere auszutesten, ist die Einhandrute das einfachste und effektivste Hilfsmittel.

Wichtig ist es, absichtslos zu testen, da Sie über den Verstand jedes Ergebnis bewusst oder unbewusst beeinflussen und dadurch auch verfälschen können. Absichtslos testen heißt, keine vorgefertigte Meinung zu haben. Dies muss geübt werden. Erwartungen und Vorprogrammierungen verfälschen das Testergebnis. Wenn Sie überzeugt sind, dass ein Apfel gut für Sie ist, wird die Rute das auch anzeigen. Niemand ist komplett frei von Urteilen. Deshalb ist es entscheidend, dass Sie erkennen, wann Sie nicht absichtslos sein können.

Absichtslos testen und vertrauen

Das andere entscheidende Kriterium ist Vertrauen. Denn obwohl Sie womöglich am Anfang Ihres Testen-Lernens stehen und wissen, dass die Ergebnisse nicht immer korrekt sind, führt der Weg zum Erfolg über das Vertrauen in die eigenen Testungen. Vertrauen ist auch gleichbedeutend mit »befähigen«: Indem Sie vertrauen, beeinflussen Sie Ihr Umfeld positiv und optimieren Ihr Ergebnis. Übung macht den Meister!

Zum Testen der Energiebalance berühren Sie mit dem linken Zeigefinger (Linkshänder mit dem rechten Zeigefinger) den Energiepunkt, den Sie testen möchten, oder zeigen Sie darauf.

- Ein positiver Rutenausschlag (ja) bedeutet, dass dieser Energiepunkt in Ordnung ist und KEINE Bemalung braucht.

- Ein negativer Rutenausschlag (nein) bedeutet, dass dieser Energiepunkt eine Bemalung, ein Sinuszeichen braucht.

Testfähigkeit herstellen

Gelegentlich kann es sein, dass Ihre Testfähigkeit gerade nicht vorhanden ist. Dies kann daran liegen, dass Ihre rechte und linke Gehirnhälfte nicht miteinander verbunden sind, Sie auf einer geopathischen Störung stehen oder sich in einem Raum mit starkem Elektrosmog aufhalten. Auch psychische Belastungen können die Testfähigkeit verhindern. Um sicherzustellen, dass Ihre Testungen korrekt sind, empfehlen wir daher, vor dem Testen Folgendes zu tun:

- Ziehen Sie mit dem Fingernagel einen waagrechten Strich über Ihren Kopf, um beide Gehirnhemisphären zu verbinden.
- Ziehen Sie einen senkrechten Strich am Hinterkopf, vom höchsten Punkt am Scheitel bis zum Atlas, dem Anfang der Wirbelsäule.
- Schauen Sie ein paar Sekunden das Elektrosmogzeichen an, um räumliche Störungen auszugleichen:

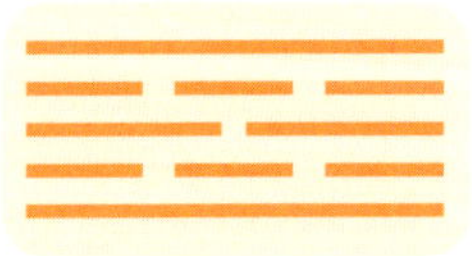

Elektrosmogzeichen

Danach ist die Testfähigkeit gegeben. Diese Herstellung der Testfähigkeit sollte auch für die Testperson, für die Sie testen, vorgenommen werden.

»Ein Pfund Praxis wiegt mehr als 1000 Tonnen Theorie.«

Sprichwort

Praktische Tipps zum Testen

Die nun folgenden Tipps gelten sowohl für das Testen mit der Einhandrute als auch für das kinesiologische Testen (s. nächstes Kapitel).

- Kontrollieren Sie Ihre Testfähigkeit, z. B. indem Sie testen, ob Ihre Rute bei »ja« bzw. dem Gedanken an etwas Positives und bei »nein« entsprechend ausschlägt.
- Probieren Sie verschiedene Tageszeiten zum Testen aus.
- Finden Sie heraus, welcher der beste Platz zum Testen ist. Dieser Platz sollte möglichst frei von Erdstrahlen und Elektrosmog sein.
- Halten Sie die Testungen kurz. Zu langes Testen führt zu einer Polarisierung und somit zu einem wechselnden Testergebnis. Achten Sie auf den ersten Impuls, der sich meldet.
- Nehmen Sie zum Testen Schmuck, Armbanduhr, eventuell die Brille und sonstige Accessoires ab. Ebenso bei einer zu testenden Person.
- Schalten Sie das Handy aus. Entfernen Sie alle Elektrosmog-

Entstörteile, die am Körper getragen werden, da diese die Schwingungen und damit die Testungen verändern.

- Je näher Sie am zu testenden Objekt sind, desto zuverlässiger ist das Testergebnis.
- Achten Sie darauf, die Beine nicht zu überkreuzen. Auch die zu testende Person sollte die Beine nebeneinanderstellen.
- Falls Sie mit dem Testen Schwierigkeiten haben sollten, wiederholen Sie die Testung zu einem anderen Zeitpunkt, an einem besseren Ort. Manchmal hilft es bereits, ein Glas Wasser zu trinken.

Der kinesiologische Test

Muskeln spiegeln körperliche und seelische Vorgänge

Der Name »Kinesiologie« geht zurück auf das griechische Wort »Kinesis«, was »Bewegung« bedeutet, und basiert auf Erfahrungen und Untersuchungen des amerikanischen Chiropraktikers Dr. George Goodheart. Er beobachtete, dass sich körperliche und seelische Vorgänge im Menschen auch im Funktionszustand seiner Muskeln spiegeln. Daraufhin entwickelte er 1964 die Muskeltests, von denen der bekannteste der Armtest ist. Beim Armtest wird die Testperson aufgefordert, einen ausgestreckten Arm gegen den Druck des Behandlers an seinem Platz zu halten. Die Testergebnisse »verriegelt« oder »entriegelt« bzw. »starker Arm« oder »schwacher Arm« lassen Rückschlüsse zu auf eventuelle Energieblockaden, denen die Testperson gerade ausgesetzt ist.

Im folgenden Kapitel lernen Sie, wie Sie den Armtest nutzen können, um die 14 Energiepunkte zu testen. Hierfür brauchen Sie einen Partner.

Körperhaltung

- Die Testperson setzt sich mit geradem Rücken auf einen Stuhl und streckt einen Arm in einem rechten Winkel vom Körper weg, sodass dieser parallel zum Boden gehalten wird.
- Der Behandler steht vor der Testperson und legt seine Hand auf das Handgelenk des ausgestreckten Armes. Die Handfläche zeigt dabei nach unten.

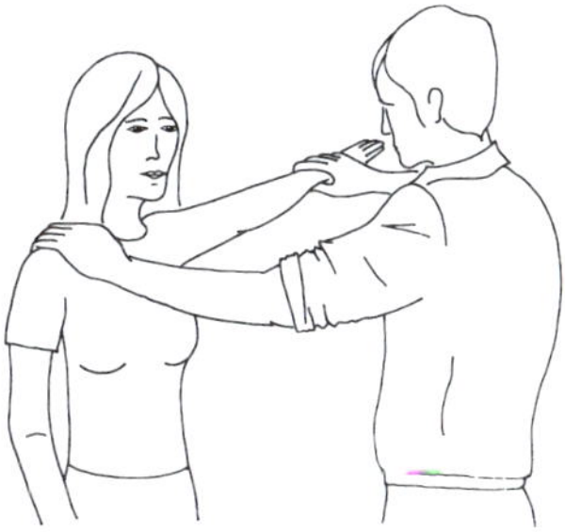

Testen und Überprüfen der Testfähigkeit

- Die Testperson wird gebeten, den Arm in ausgestreckter Haltung zu halten.
- Nun wird die Testperson gebeten, »Ja« zu sagen oder an etwas Schönes zu denken. Während die Testperson versucht, die Armhaltung beizubehalten, ruft der Behandler der Test-

person das Wort »halten« zu und übt zwei Sekunden lang einen sanften, gleichbleibenden Druck nach unten auf den Arm aus. Aufgabe ist es, herauszufinden, ob der Muskel einrastet, bevor er in die Ausgangsposition zurückschnellt, oder ob er nachgibt und sich nach unten drücken lässt. Der ausgeübte Druck sollte dabei keinesfalls so stark sein, dass der Muskel vorzeitig ermüdet. Wenn die Testperson testfähig ist, wird der Behandler spüren, dass der Muskel einrastet und wie stark der Druck auf den Testarm sein sollte. Sollte die Testperson mit einem schwachen Arm reagieren, obwohl sie »Ja« sagt oder an etwas Schönes denkt, ist es wichtig, dass vor dem weiteren Testen die Testfähigkeit hergestellt wird (siehe Seite 16 f.).

Der Körper hat seine eigene Intelligenz

- Dann bittet man die Testperson, »Nein« zu sagen oder an etwas Negatives zu denken. Der Arm sollte nun »schwach« reagieren. Sollte sich der Arm trotzdem nicht herunterdrücken lassen, liegt ebenfalls eine Testblockade vor, die mit den Interventionen des letzten Kapitels gelöst werden sollte, bevor Sie weiter testen.

Der Armtest hat den Vorteil, dass Sie dafür keine Rute brauchen, er ist jedoch zeitaufwendig, wenn es um komplexe Testverfahren geht. Diese Testmethode kann man nicht für sich selbst anwenden. Man braucht eine zweite Person dazu.

Jeder trägt die Heilquelle in sich.

Die Energiebalance

Die nun folgende Energiebalance ist für den Hausgebrauch geeignet; sie ist wirksam und effektiv.[2] Die Erfahrung hat gezeigt, dass die Energiebalance eine direkte Verbesserung aller akuten oder chronischen Krankheiten bewirkt. Sie ist aber auch hilfreich bei Erschöpfung und Burn-out, aber auch bei jedem Symptom[3], wie z. B. bei einem Allergieanfall, bei Erkältung, Migräne, Schmerzen, bei jeder Form von seelischer oder körperlicher Disharmonie und generell zur Optimierung Ihres Energielevels. Durch die Energiebalance wird die Auflösung körperlicher und seelischer Blockaden gefördert. Somit steht Ihnen mehr Energie für Ihren Alltag zur Verfügung. Sie fühlen sich sofort besser und ausgeglichener.

Körperliche und seelische Blockaden werden gelöst

Bei der Energiebalance wird das Sinuszeichen ganz gezielt auf die Energiepunkte des Körpers aufgemalt, die blockiert sind. Dadurch wird das gesamte System stabilisiert und in Harmonie gebracht. Um festzustellen, ob ein Sinus gebraucht wird, testen Sie alle 14 Punkte der Energiebalance aus. Die

[2] Im Online-Kurs Intensiv 1 Modul 4 und im Fachbuch „Gesund mit Zeichen auf Akupunkturpunkten" lernen Sie weitere Punkte und Zeichen und ein genaueres Testen kennen, siehe hierzu www.praneohom.de.

[3] An späterer Stelle erfahren Sie zu jedem der 14 Energiepunkte die damit zusammenhängenden Symptome.

einzige Ausnahme bildet Testpunkt 5: Für diesen gibt es, falls er blockiert testet, ein eigenes Zeichen, und zwar vier parallele Striche.

Hier sehen Sie die 14 Punkte auf einen Blick:

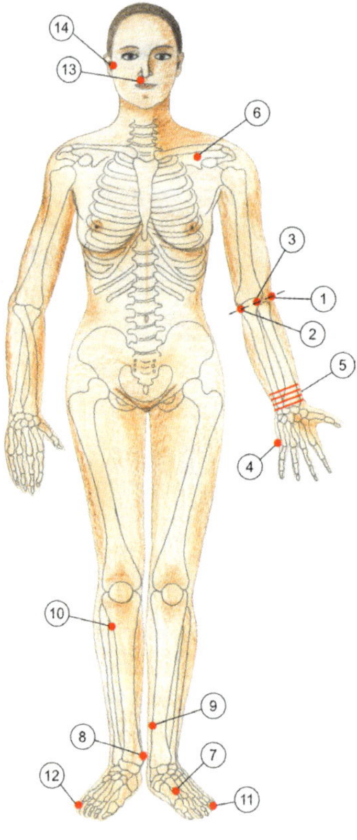

Tabelle zum Notieren der Testergebnisse

	Energiepunkt	Testpunkte	Messung	
			rechts	links
1	Dickdarm 11	Äußeres Ende der Ellbogenfalte		
2	Herz 3	Inneres Ende der Ellbogenfalte		
3	Kreislauf-Sexus 3	Mitte der Ellbogenfalte		
4	Dünndarm 3	Handkante außen		
5	Immunsystem	Handgelenk innen vier Querstriche malen		
6	Lunge 1	Unter dem Schlüsselbein, neben dem Schultergelenk		
7	Leber 3	Fußrücken, neben dem Großzehengrundgelenk		
8	Niere 3	Vertiefung hinter dem Fußgelenk – Innenseite		
9	Milz-Pankreas 6	4 Querfinger über dem Fußgelenk – Innenseite		
10	Magen 36	4 Querfinger unterhalb vom Knie, außen neben dem Schienbein		
11	Gallenblase 44	4. Zeh, Zehennagel außen, in Richtung kleiner Zeh		
12	Blase 67	Kleiner Zeh außen		
13	Toxin-Punkt	Nur rechts: unter dem rechten Nasenloch, außen am Nasenflügel		
14	Allergie-Punkt	Nur rechts: vor dem rechten Ohr		

Testen – Malen – Nachtesten

- Legen Sie den Zeigefinger Ihrer linken Hand auf den jeweils beschriebenen Testpunkt und testen Sie mittels einer Einhandrute, die Sie in der rechten Hand halten, ob dieser Punkt ausgeglichen ist.
- Testen Sie den ersten Punkt der Energiebalance am rechten und linken Arm (der genaue Ort wird bei jedem Punkt in den nächsten Kapiteln anhand von Zeichnungen gezeigt).
- Sollten Sie einen negativen Rutenausschlag bekommen, wird der Punkt mit einem Sinus bemalt.
- Nach dem Bemalen testen Sie diesen Punkt erneut. Wir nennen diesen Vorgang nachtesten. Der Rutenausschlag sollte beim Nachtesten (bei aufgemaltem Sinus) immer positiv sein. Ist der Rutenausschlag weiterhin negativ, streichen Sie das Zeichen durch oder waschen Sie es ab.
- Danach gehen Sie weiter zum nächsten Punkt. Auch dieser wird wieder getestet und bei Bedarf bemalt und nachgetestet. Auf diese Weise gehen Sie alle Punkte, einen nach dem anderen, durch. Wichtig ist es, die genaue Reihenfolge zu beachten und nach jedem Testen den entsprechenden Punkt – falls erforderlich – mit dem Sinus zu versehen, bevor Sie den nächsten Energiepunkt testen.
- Alle Punkte werden beidseitig getestet und bemalt, bis auf die Punkte im Gesicht, die nur rechts getestet und bemalt werden. Wenn nur eine der beiden Seiten negativ testet, wird auch nur diese Seite bemalt. Ausnahme: Bei der

»Energiebalance für sich selbst« auf den Armen und Händen, die Sie auch nur einseitig testen können, werden, falls der Test einseitig eine Blockierung anzeigt, die Punkte beidseitig bemalt. Die Punkte am Oberkörper und auf den Beinen und Füßen können dann wieder beidseitig getestet werden.

Arme und Hände können einseitig getestet werden

- Mit fortwährender Übung erzielen Sie eine immer größere Sicherheit in der praktischen Anwendung.

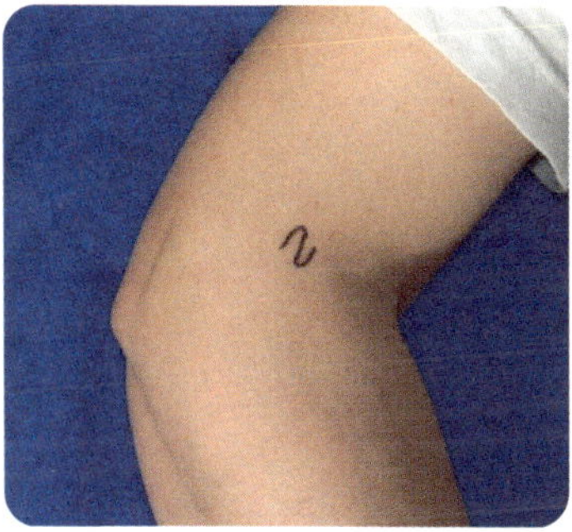

Beispiel für das aufgemalte Sinuszeichen auf dem Energiepunkt Dickdarm 11.

Mithilfe des Armtests (alternativ)

- Der Behandler bittet die Testperson, einen Arm auszustrecken.
- Er berührt mit dem linken Zeigefinger (Linkshänder mit dem rechten Zeigefinger) den ersten Energiepunkt und ruft der Testperson das Wort »halten« zu und führt mit der anderen Hand den Armtest durch.

- Ist der Testpunkt nicht blockiert, gelingt es der Testperson ohne große Kraftanstrengung, den Arm oben zu halten. Der Muskel »rastet ein«. Dies signalisiert, dass an diesem Punkt keine Bemalung stattfinden soll. Wenn jedoch der Muskel nicht hält, also der Arm von selbst nachgibt, bedeutet dies, dass der betreffende Punkt mit einem Sinus zu bemalen ist. Nach der Bemalung ist erneut zu testen, ob der Muskel nun stark testet.

Beide Testmöglichkeiten sind zielführend, wobei sich das Testen mit der Einhandrute prinzipiell als die schnellere und effektivere Möglichkeit erwiesen hat. Sollten Sie sich im Umgang mit der Einhandrute unsicher fühlen, empfehlen wir Ihnen den Besuch eines Rutenkurses[4].

Durch das Testen den Horizont erweitern

Dauer und ergänzende Maßnahmen

Nachdem alle Punkte ausgetestet und gegebenenfalls bemalt wurden, sollte der Zeitraum ausgetestet werden, in dem die Punkte nachgemalt werden. Dazu nehmen Sie die Einhandrute in die Hand. Ihr Fokus ist jetzt eine Ja-nein-Frage. Ein positiver Ausschlag heißt »Ja« und ein negativer »Nein«.
Nun fragen Sie:

[4] Den Umgang mit der Einhandrute können Sie im Online-Kurs Intensiv 1 Modul 1 lernen, siehe hierzu www.praneohom.de.

- Sollen die Zeichen einen Tag lang, länger, eine Woche lang oder länger nachgemalt werden?
- Soll die Energiebalance täglich neu ausgetestet werden?
- Soll eine ergänzende Maßnahme angewendet werden, z. B. Heilmittel, Diät, Auflösung der psychosomatischen Ursache, Lebensveränderung etc.?

Die Dauer der Energiebalance und die ergänzenden Maßnahmen können Sie statt mit der Einhandrute auch kinesiologisch (also mittels Armtest) vornehmen, wenn Sie für eine andere Person testen.

Die Energiepunkte und ihre Bedeutung

In den folgenden Kapiteln finden Sie die Bedeutung der 14 Punkte im Einzelnen. Die Bemalung des Testpunktes (falls erforderlich) ist der zentrale Punkt bei der Energiebalance. Mehr Energie und Gesundheit ist jedoch ein Geschehen, das von mehreren Ebenen gespeist wird. Deshalb ist es sinnvoll, insbesondere bei chronisch auftretenden Blockaden, die Wirkung der Energiebalance zu potenzieren, indem belastende Lebensweisen und Einstellungen aufgelöst werden und ergänzende Maßnahmen und Heilmittel dazugenommen werden.

Die Wirkung der Energiebalance potenzieren

Testpunkt: Durch die Abbildung sehen Sie, an welcher Körperstelle der Energiepunkt genau liegt. Ergänzend erfahren Sie, um welchen Akupunkturpunkt der Traditionellen Chinesischen Medizin (TCM) es sich jeweils handelt. Die wissenschaftlichen Namen für die einzelnen Punkte sind jedoch nicht mit den Organen identisch. Wenn z. B. der »Dickdarm-Punkt« bemalt werden muss, können wir nicht daraus folgern, dass der Dickdarm erkrankt ist. Die Energiebalance ist kein Diagnoseverfahren, sondern ein Balancierungssystem, das den Körper bzw. die Energiebahnen ausgleicht und dadurch dem System freie Energie zuführt. Es benützt lediglich die Akupunkturpunkte als Eintrittspforten in unser Energiesystem. Durch das Testen und Bemalen der Energiepunkte können wir energetische Ungleichgewichte ausgleichen, bevor sie im Körper manifest werden.

Dem System freie Energie zuführen

Entsprechungen: Hier erfahren Sie etwas über die Bedeutung des zum jeweiligen Testpunkt gehörigen Energiesystems gemäß der Traditionellen Chinesischen Medizin bzw. über eventuelle Zusammenhänge zwischen dem Testpunkt und möglichen anderen Themen.

Körperliche Themen: Hier können Sie prüfen, ob entsprechende körperliche Vorgänge von einer Belastung betroffen sind und Gegenmaßnahmen ergreifen.

Psychosomatische Zusammenhänge: Diese helfen Ihnen, eventuellen psychischen Ursachen auf die Spur zu kommen. Wenn beispielsweise der Energiepunkt 1, der für den Dickdarmmeridian steht, testet, kann dies psychische Ursachen haben. Nutzen Sie die dort angegebenen Fragen zur Ursachenforschung. Indem Sie auch die psychosomatische Ursache bzw. Fehleinstellung beseitigen (innen wie außen), sorgen Sie für ein optimales Zusammenspiel von Energieebene (Energiebalance) und Kausalebene (Psychosomatik).

Ursachen auf die Spur kommen

Ergänzende Empfehlungen: Hier erhalten Sie Anregungen, die wir sorgfältig für Sie recherchiert oder auch selbst ausprobiert haben. Wenn diese für Sie positiv testen, verwenden Sie diese zusätzlich zur Energiebalance.

Heilmittel: Hier finden Sie eine Auswahl von guten, bewährten Hausmitteln, die frei käuflich sind. Testen Sie am besten selbst, welche der dort angegebenen Empfehlungen für Sie hilfreich sind. Sicherheitshalber besprechen Sie die Anwendung der Heilmittel oder Interventionen mit Ihrem Arzt, Heilpraktiker oder Ihrem Apotheker.

Bewährte Hausmittel zur Unterstützung

Energiepunkt I – DICKDARM-PUNKT

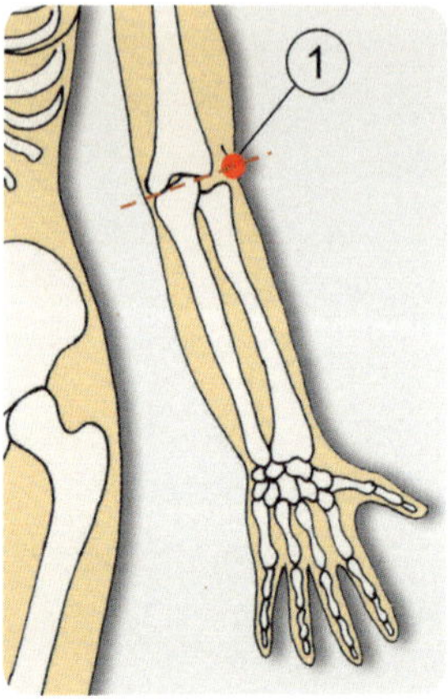

Testpunkt: Der erste Punkt, den wir am Arm testen, liegt am äußeren Ende der Ellbogenfalte. Er entspricht dem Akupunkturpunkt Dickdarm 11. Sollte der Punkt negativ testen, malen Sie hier ein Sinuszeichen auf. Danach prüfen Sie nach, ob der Punkt nun positiv testet.

➜ Testen – Malen – Nachtesten.

Es geht ums Loslassen

Entsprechungen: Beim Dickdarm geht es um Loslassen und Ausscheiden von Abfall, auch von gedanklichem Ballast und um die Klarheit und Struktur, die durch die Konzentration auf das Wesentliche entsteht.

Körperliche Themen: Nase (Schnupfen, Geruchsverlust), Haut (Psoriasis, Neurodermitis, Allergien), Darm (Durchfall, Verstopfung, Kolitis, Parasiten- oder Schwermetallbelastung und andere Dickdarmerkrankungen), Belastung durch die Einnahme von Antibiotika.

Psychosomatische Zusammenhänge: Wovon habe ich die Nase voll? Was kann ich nicht (bzw. sollte ich) loslassen? Von welchen Dingen, Menschen oder Erfahrungen kann ich mich nicht (bzw. sollte ich mich) trennen? Gibt es offenen oder unterdrückten Trauerschmerz? Mache ich es mir (durch Festhalten) unnötig schwer im Leben?

Ergänzende Empfehlungen: Basische Ernährung, Verzicht auf Kaffee, Alkohol, Zucker, Fleisch, dafür vermehrt Gemüse, Obst, Kräuter. Loslassen lernen.

Heilmittel: Probiotica, Koli-Präparate (Mutaflor), Spirulina-, Chlorella-Algen, Basenpulver, Okoubaka, basisch wirkende Tees, insbesondere Lapachotee (Candida-Diät), Kukichatee, Joghurt, Prebiotica (»Futter« für die Darmbakterien), Aloe vera.

Energiepunkt 2 – HERZ-PUNKT

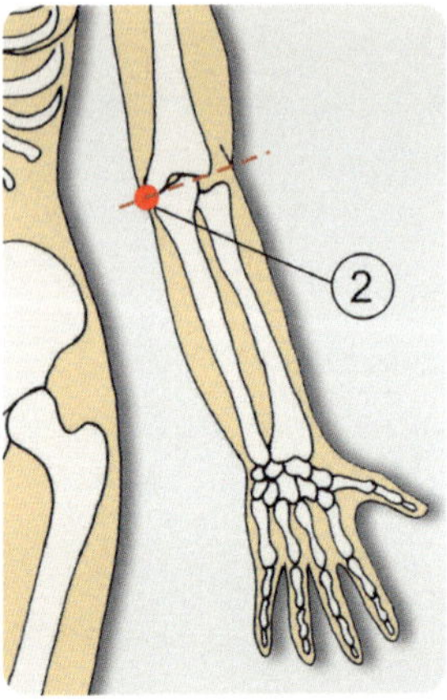

Testpunkt: Der zweite Punkt, den wir am Arm testen, liegt am inneren Ende der Ellbogenfalte. Er entspricht dem Akupunkturpunkt Herz 3. Auch hier gehen Sie so vor wie beim ersten Punkt:

➜ Testen – Malen – Nachtesten.

Entsprechungen: Das Herz ist der Sitz des Bewusstseins und der Ausgangspunkt von Empfindungsfähigkeit, Lebensfreude und Herzintelligenz. Das Herz gibt seine ordnenden Impulse an den ganzen Körper und sorgt als zentraler Befehlsgeber für eine Ausgewogenheit der Gefühle, eine klare, ehrliche Redeweise (»Hand aufs Herz«), Klarheit im Denken und Bewusstheit in der Lebensführung. Es hängt eng mit unserem Ausdruck zusammen – der Volksmund sagt: Man trägt sein Herz auf der Zunge.

Das Herz sprechen lassen

Körperliche Themen: Herzbeschwerden, Angina Pectoris, Stress, Schlaflosigkeit, übermäßiges Schwitzen. Dieser Punkt kann auch anzeigen, wenn die batteriebetriebene Armbanduhr stört.

Psychosomatische Zusammenhänge:

- Stimmungsschwankungen (himmelhoch jauchzend – zu Tode betrübt), manische Depressionen, Hysterie, Nervosität, Workaholic (zu viel arbeiten, hyperaktiv sein), man gönnt sich weder Pausen noch Regeneration, alles kontrollieren wollen, Unfähigkeit zu delegieren.
- Herzschmerz, Trennungsschmerz, gebrochenes Herz.
- Ausdrucksprobleme: unklare Sprechweise, Stottern, Verstummung, Lispeln, aber auch: Geschwätzigkeit, Redeflut. Mangel an der Fähigkeit, klar und koordiniert zu denken.

Ergänzende Empfehlungen: Für einen bewussten Umgang mit den eigenen Emotionen, aber auch für Lebensfreude sorgen. Die Empfindungsfähigkeit kultivieren, »auf sein Herz hören«.

Heilmittel: Magnesium, Weißdorn, Knoblauch, Padma 28, Cayenne

Energiepunkt 3 – KREISLAUF-SEXUS-PUNKT

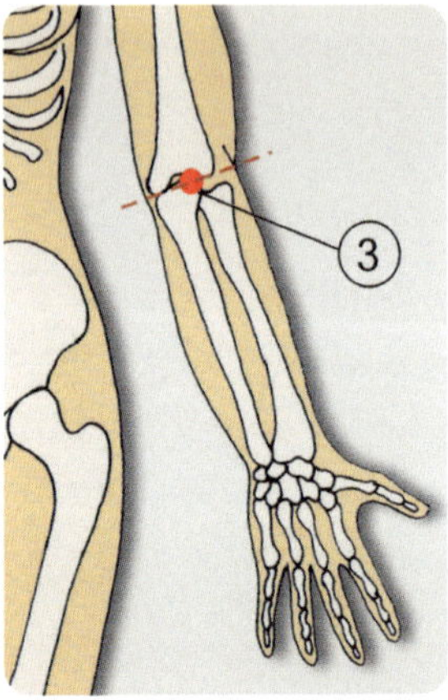

Testpunkt: Der dritte Punkt befindet sich auf der Mitte der Ellbogenfalte, da, wo wir beim Falten vom Arm die Sehne ertasten können. Er entspricht dem Akupunkturpunkt Kreislauf-Sexus 3.

➜ Testen – Malen – Nachtesten.

Entsprechungen: Die Kreislauf-Sexus-Energie hat die Aufgabe, unser Herz zu beschützen. Als »Beschützer des Herzens« kümmert sie sich um die Stabilisierung des Kreislaufs, damit das Leben erhalten und genossen werden kann.

Freude am Leben

Großzügigkeit, das Herz sprechen lassen, aber auch die Fähigkeit, Kritik und Liebe anzunehmen.

Körperliche Themen: Kreislaufprobleme, Durchblutungsstörungen, kalte Hände und Füße, Krampfadern, zu hoher oder niedriger Blutdruck, aber auch Infekt, Grippe, Erkältung und Fieber.

Psychosomatische Zusammenhänge: Versorgungsengpässe, Kontakt und Genussstörung, Kleinlichkeit, Minderversorgung als Lebensprinzip, abgeschnitten sein vom Lebensstrom, wenig Freude am Leben und an der Sexualität haben, sich nichts gönnen.

Ergänzende Empfehlungen: Wechselbäder (Sauna, heiß-kalte Fußbäder), Bewegung an der frischen Luft, sich auf die Wechselfälle des Lebens einlassen. Dafür sorgen, dass die eigenen Bedürfnisse erkannt und erfüllt werden, hierzu zählen u. a. sinnlicher Lebensgenuss, genügend Pausen und Regeneration.

Heilmittel: hochwertiges Leinöl, Omega 3-Fettsäuren.

Energiepunkt 4 – DÜNNDARM-PUNKT

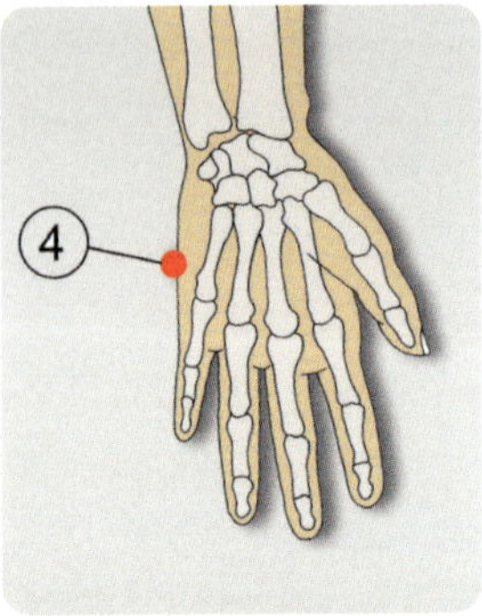

Testpunkt: Der vierte Punkt befindet sich an der Außenkante der Hand, da, wo sich ein Hügel bildet, wenn wir eine Faust machen. Er entspricht dem Akupunkturpunkt Dünndarm 3.

→ Testen – Malen – Nachtesten.

Entsprechungen: Der Dünndarm hat die Aufgabe, einströmende Nahrung zu analysieren (zerlegen) und zu assimilieren. Er ist für die Unterscheidung von Informationen und die Assimilation von Ideen zuständig. Er differenziert auch unsere Sinneswahrnehmungen. Wir erkennen diese Fähigkeit bei einem Menschen durch ein feines, stilles Lächeln in den Augen und um die Lippen.

Es geht um die Unterscheidung von Informationen

Körperliche Themen: Durchfall, Morbus Crohn, Nahrungsmittelvergiftung, Parasiten, Schwermetallbelastung.

Psychosomatische Zusammenhänge: Ist dieser Punkt blockiert, kann dies darauf hindeuten, dass Bilder, Gedanken und sonstige Einflüsse ungefiltert aufgenommen werden, ohne darauf zu achten, welche uns fördern und welche uns schaden, es keine natürlichen Grenzen gibt und dieser Mensch »alles ungefiltert reinlässt«. Ein seelisch gesunder Dünndarm verfügt über eine gute Unterscheidungskraft; der Mensch ist von Autoritäten (z. B. den eigenen Eltern) abgelöst und in der Lage, aus einem Gewirr von Geräuschen verständliche Sätze herauszufiltern oder in einem Bild die feinen Konturen zu erkennen.

Ergänzende Empfehlungen: Sich mit den Dingen, die einen beschäftigen, bewusst geistig auseinandersetzen. Die Unterscheidungskraft stärken, nicht nur geistig, sondern auch durch Verfeinerung der Sinneswahrnehmungen (detailliertes Hören, Sehen, Riechen, Schmecken, Tasten).

Heilmittel: Probiotica, Prebiotica (»Futter« für die Darmbakterien), Acidophiluspräparate (Paidoflor).

Energiepunkt 5 – IMMUNSYSTEM-ZONE

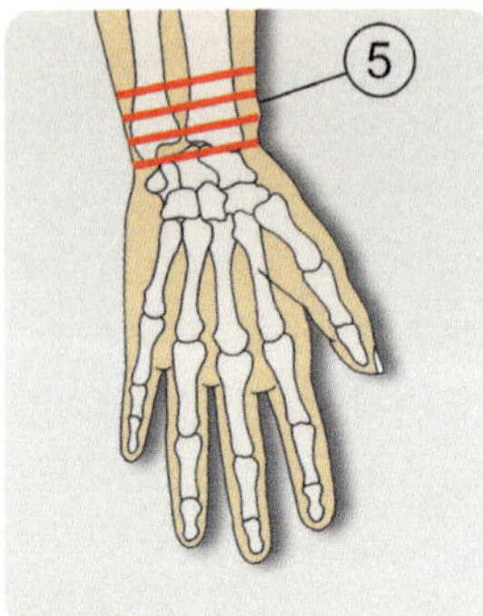

Testpunkt: Diese Zone befindet sich an den Handgelenken innen, da, wo die quer liegenden Handgelenksfalten sind. Hier wird ausnahmsweise kein Sinuszeichen, sondern immer, wenn diese Zone negativ testet, vier Querstriche entlang der Falten gemalt. Diese vier Striche verbinden die Akupunkturpunkte verschiedener Meridiane, und zwar vom Herz-, Lunge- und Kreislauf-Sexus-Meridian, die am Innenarm entlanglaufen. Das Aufmalen der vier Querstriche aktiviert das Immunsystem und hilft bei Entzündungen.

→ Testen – Malen – Nachtesten.

Stärkung des Immunsystems

Körperliche Themen: Entzündliche Prozesse, auch solche, die körperlich noch nicht manifest sind.
Achtung: Wenn dieser Punkt blockiert ist, deutet es nicht unbedingt auf eine manifeste Entzündung hin.

Psychosomatische Zusammenhänge: Innerer bzw. äußerer Konflikt, etwas ist entflammt, die eigene Abwehr ist geschwächt.

Ergänzende Empfehlungen: Konflikte erlauben und bewältigen, Gefühle zulassen, sich wehren, die eigene Abwehr und das Immunsystem stärken.

Heilmittel: Echinacea, Cystus, Zink, Enzyme, kolloidales Silber, Himalaya Septilin, LaVita.

Energiepunkt 6 – LUNGEN-PUNKT

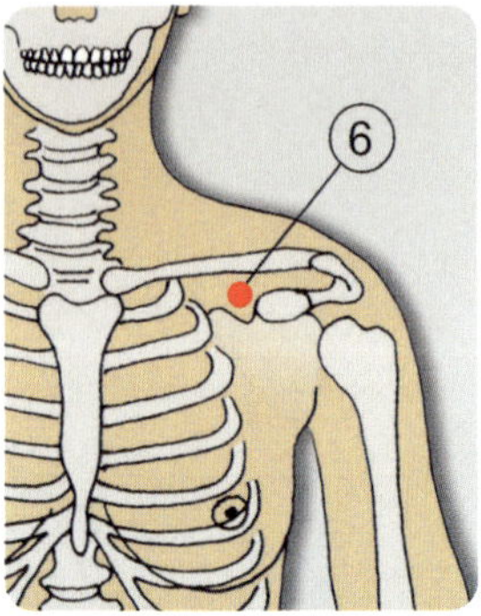

Testpunkt: Der sechste Punkt befindet sich unter dem Schlüsselbein, neben dem Schultergelenk, da, wo sich eine Kuhle bildet, wenn wir die Schulter nach vorne ziehen. Er entspricht dem Akupunkturpunkt Lunge 1.

→ Testen – Malen – Nachtesten.

Sich Raum schaffen

Entsprechungen: Die Lunge stellt das Prinzip des Pulsierens dar, den Rhythmus von Anspannung und Entspannung, von Aufnehmen und Abgeben. Sie hängt mit dem Zulassen von Kontakt und Berührung, mit dem Raum, den wir uns geben, und mit der Haut zusammen, welche die äußere Grenze unseres Körpers ist. Die Lunge kann keinen Druck ertragen; weder Druck, den wir uns selbst machen, noch Druck, unter den wir uns setzen lassen. Sie wird genährt durch Lebensfreude, Lebenslust und Flexibilität. Es gibt zwei Lungentypen: die Aufgeblähten (auf das Einatmen fixiert, können nicht loslassen) und die Schlappen (auf das Ausatmen fixiert, können nicht die Fülle nehmen, leben im Energiemangel).

Körperliche Themen: Bronchitis, Asthma, Heuschnupfen, Allergien, Sinusitis, Rachenentzündungen, aber auch Hauterkrankungen, Allergien etc.

Psychosomatische Zusammenhänge: Mangel an Verbundenheit mit der Umgebung; einsam, zurückgezogen, hart, kalt, isoliert sein; rigider Umgang mit freudvollen Dingen wie Tanzen, Lachen, Singen, Sexualität; Intoleranz, Puritanismus, religiöser Fanatismus, Sauberkeitsfanatismus; Pessimismus, übermäßige Sorgen um die Zukunft, nicht Abschied nehmen können, zu großer innerer oder äußerer Druck; Kummer, Trauer, Trennungsschmerz, Schwierigkeiten in Zeiten des Loslassens.

Ergänzende Empfehlungen: Sich Raum schaffen (innerlich wie äußerlich), inneren wie äußeren Druck loslassen, Atemübungen, Rebirthing, dynamische Meditation.

Heilmittel: Ubichinon (Coenzym Q10), ätherische Öle (Anisöl, Eukalyptusöl, Fenchelöl, Fichtennadelöl, Latschenkiefernöl, Minz- und Pfefferminzöl und Thymianöl), Honig, Propolis. Achtung: Bei Säuglingen und Kleinkindern keine ätherischen Öle, die Kampfer und Menthol enthalten, verwenden.

Energiepunkt 7 – LEBER-PUNKT

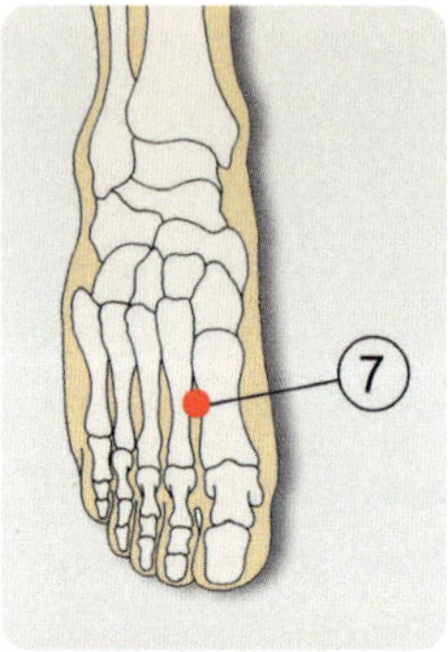

Testpunkt: Der siebte Punkt befindet sich am Fußrücken neben dem Großzehengrundgelenk. Er entspricht dem Akupunkturpunkt Leber 3.

➜ Testen – Malen – Nachtesten.

Entsprechungen: Nicht nur vom Wort her ist die Leber eng mit dem Leben verbunden. Die Energie der Leber ist harmonisch, geschmeidig und vorausblickend und bewegt sich im Einklang mit dem Universum auf sanfte, gelassene und doch zielstrebige Weise.

Eigene Visionen verwirklichen

Es geht hier darum, ihre Visionen wahrzunehmen und zu verwirklichen. Sie hängt somit eng mit den Augen zusammen. Die Leber ist sozusagen der Architekt des Körpers, sie plant und bringt neue Ideen, während die Galle der Baumeister ist, der die Ideen umsetzt.

Körperliche Themen: Leberkrankheiten, Autoimmunkrankheiten, Gicht, Rheuma, Polyarthritis, Hämorrhoiden, Muskelerkrankungen (Fibromyalgie, Nacken- und Rückenverspannungen), Epilepsie, Augenprobleme, Wachstumsstörungen, Menstruationsbeschwerden, Frühgeburten, Krebs, Substanzmissbrauch (Alkohol, Tabletten etc.), Schizophrenie, aber auch Schwermetall-, Toxin-, Mykosen- und Parasitenbelastung.

Psychosomatische Zusammenhänge: Unsicherheit, Angst vor dem Neuen, vor Veränderungen, Unmäßigkeit (zu viel oder zu wenig), Aussichtslosigkeit und infolgedessen Depression, Unterdrückung der Lebensimpulse, gestaute Aggression.

Ergänzende Empfehlungen: Entgiftung, Leberreinigung (Dr. Clark), Heilfasten, fettarme Ernährung, Rohkost, bittere Salate, Senf, Rettich, Artischocke. Mäßigkeit lernen, Mental-Training praktisch umsetzen (von der Vision zur Erfüllung), giftige Emotionen und Eindrücke loslassen. Frei von der Leber weg sprechen oder handeln, unterdrückte Wut ausdrücken, z. B. im Rahmen einer dynamischen Meditation.

Heilmittel: Mariendistelpräparate, Schwedenbitter, Löwenzahntinktur.

Energiepunkt 8 – NIEREN-PUNKT

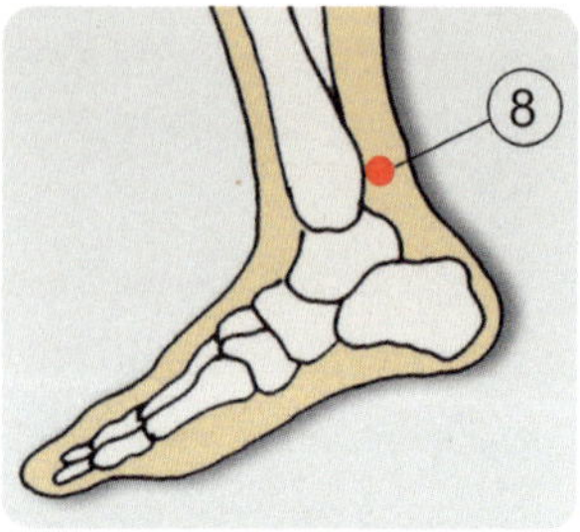

Testpunkt: Der achte Punkt befindet sich am Fußgelenk innen, in der Vertiefung hinter dem Innenknöchel. Er entspricht dem Akupunkturpunkt Niere 3.

➜ Testen – Malen – Nachtesten.

Entsprechungen: Die Niere als Wasserfilter ist zuständig für die Ausscheidung von Stoffwechselschlacken und dient der Aufrechterhaltung unseres Säure-Basen-Gleichgewichts. Sie sorgt dafür, dass der Organismus flüssig, frisch und sauber bleibt, was sich in der Flexibilität der Gelenke und dem Anpassungsvermögen an die jeweilige Situation zeigt. Durch eine optimale Zusammensetzung von Salzen und Mineralien im Körper haben wir gesunde Haare, Knochen und Zähne, durch eine gesunde Ionenkonzentration eine optimal gesteuerte Nerventätigkeit (Gehirn und Rückenmark). Als Hüter der Ursprungsenergie speichert die Niere unsere Lebensenergie, verwaltet unsere Reserven und ist verantwortlich für Durchhaltevermögen (seelisch wie körperlich), Überlebenstrieb und die Fähigkeit, mit widrigen Umständen fertig zu werden. Als paariges Organ repräsentiert sie auch das Thema Beziehungen.

Stille, Ruhe, Regeneration

Körperliche Themen: Nierenerkrankungen (Nierensteine, Nierenentzündung), Wassereinlagerungen im Körper, dicke Beine, Ödeme, zu wenig Wasser, Austrocknung, Knochenerkrankungen (Osteoporose), hormonelles Ungleichgewicht (Wechseljahrsbeschwerden, Frigidität und Impotenz), Haarausfall, Bandscheibenschäden, Ischias und LWS-Syndrom, Ohrenkrankheiten (Mittelohrentzündung, Tinnitus), Gleichgewichtsstörungen, Schwindel.

Psychosomatische Zusammenhänge: Schwierigkeiten mit dem Wasserelement, nicht im Fluss (»flow«) sein, steif, starr, stur, seelisch ausgetrocknet sein; rigide Beziehungs- und Lebensformen; Angst (z. B. vor der Dunkelheit), Panik, Paranoia, man gönnt sich wenig Ruhe, Stille und Regeneration.

Ergänzende Empfehlungen: Seelisch und körperlich entgiften. Der eigenen Lust nachspüren und die alte, rigide Lebensform loslassen. Aufbauende Beziehungen schaffen, in denen die Energien frei fließen können und man so sein darf, wie man ist. Entspannungsübungen, Autogenes Training, stille Meditation. Nierenreinigung (Dr. Clark). Viel lebendiges Wasser trinken!

Tipp: Bei Nierenkoliken können Sie auch einen Sinus direkt auf die Nieren malen.

Heilmittel: Goldrutenkrautpraparate (Solidago).

Energiepunkt 9 – MILZ-/PANKREAS-PUNKT

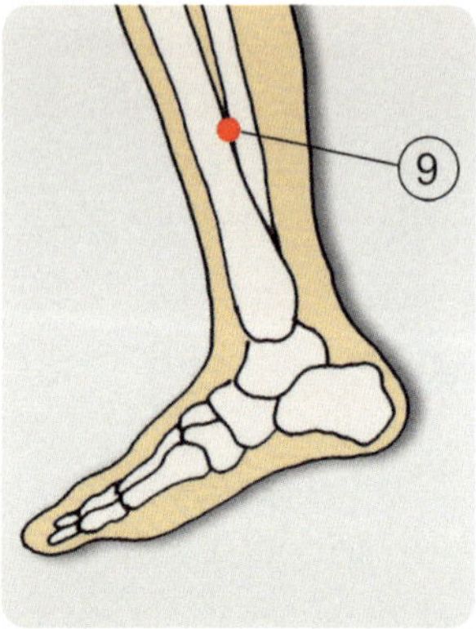

Testpunkt: Der neunte Punkt befindet sich auf der Innenseite vom Bein, vier Querfinger oberhalb vom Fußgelenk. Er entspricht dem Akupunkturpunkt Milz-Pankreas 6.

→ Testen – Malen – Nachtesten.

Umgang mit der Süße des Lebens

Entsprechungen: Die Milz entzieht der vom Magen aufgenommenen Nahrung die darin enthaltene Lebensenergie und verteilt diese an die anderen Funktionskreise. Sie ist somit für die Verteilung und Verwaltung von Ressourcen im Rahmen einer harmonisch kooperierenden Gemeinschaft zuständig. Auch regiert sie unser Blut und ist zuständig für unsere Immunabwehr. Die Bauchspeicheldrüse hat direkt mit der Verwertung von Süße (Insulin) zu tun. Sie schüttet auch lebenswichtige Enzyme aus, die wir für die Verdauung brauchen. Weitere Entsprechungen sind: geistige Nahrung, Sammlung, Verarbeitung und Selektion von Wissen.

Körperliche Themen: Pankreaserkrankungen, Diabetes, Bluterkrankungen wie Leukämie, Schwermetallbelastung (Toxine,

Amalgam), zu trockene Schleimhäute, Cellulitis, Suchtthemen, Menstruationsbeschwerden, Blutungsstau im kleinen Becken, Unfruchtbarkeit, Allergien, Autoimmunerkrankungen, Immunschwäche, Ödeme, Aszites und Infektanfälligkeit.

Psychosomatische Zusammenhänge:
Bei Diabetes Typ 1: Sich die Süße des Lebens nicht erlauben. Schwierigkeiten damit, Liebe/Süßes anzunehmen und zu verwerten, Märtyrerhaltung.
Bei Altersdiabetes: Sich im Alter nicht gewürdigt/geehrt fühlen von der Gesellschaft, der man in jüngerem Alter gedient hat.
Bei Milzproblemen: Zwanghaftes Verhalten wie Sammelleidenschaft, Gier nach Wissen und Lesesucht sind Ausdruck eines Ungleichgewichts im geistigen Bereich.
Störungen der Rhythmen wie des Tag-Nacht-, Wach-Schlaf- oder Menstruationszyklus.

Ergänzende Empfehlungen: (Selbst-)zerstörerische Energien in kreative Unternehmungen lenken. Die Gaben des Lebens bewusst und im rechten Maß genießen. Sich in eine Gemeinschaft einfügen, für andere sorgen.

Heilmittel: Ananas (reich an Enzymen), Papaya (Frucht und Samen).

Energiepunkt 10 – MAGEN-PUNKT

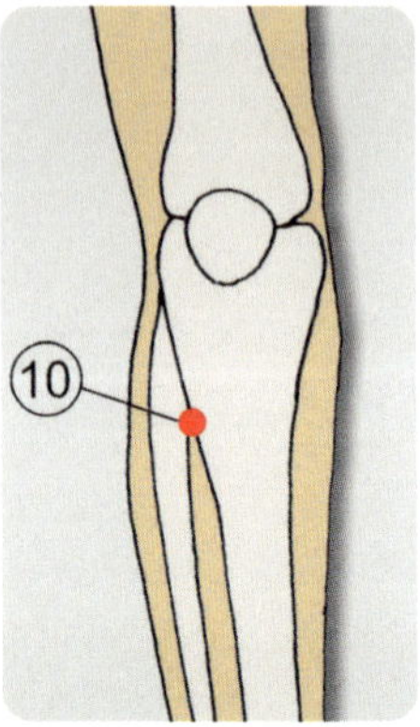

Testpunkt: Der zehnte Punkt befindet sich am Bein außen, vier Querfinger unterhalb der Kniescheibe in der Kuhle neben dem Schienbein. Er entspricht dem Akupunkturpunkt Magen 36.

➜ Testen – Malen – Nachtesten.

Entsprechungen: Der Magen nimmt unsere Nahrung auf und erkennt, ob der Körper das bekommen hat, was er wirklich braucht. Er steht in engem Zusammenhang mit der Gemeinschaft, innerhalb derer wir leben.

Bekommen wir die Nahrung, die wir brauchen?

Körperliche Themen: Magen- und Essprobleme, Sodbrennen, Magenschleimhautentzündung, Allergien. Der Testpunkt kann auch auf Narbenstörfelder hinweisen von Weisheitszähnen, Mandel-, Schilddrüsen-, Brust-, Kaiserschnitt-, Blinddarm-, Leistenbruch- oder Meniskusoperationen.

Psychosomatische Zusammenhänge: Das Gefühl, nicht dazuzugehören, Außenseiter zu sein. Die Angst, dass Wärme und Zuwendung entzogen und verweigert werden könnten. Mangel an Erdverbundenheit, Mitgefühl und Gemeinschaftsgeist. Man ist in der Kindheit oft umgezogen, hat wenig Liebe erfahren oder seelische und sinnliche Nahrung nicht bekommen.
Etwas nicht mögen bzw. nicht verdauen können, was man geschluckt hat. Nun gärt es vor sich hin. Was habe ich verschluckt, was im Magen schlummert?
Sucht nach Sicherheit im Essen (Süßigkeiten), im Rauchen oder in anklammernden Beziehungen.

Ergänzende Empfehlungen: Diät (magenfreundliche Ernährung), Massagen, seelische Nachnährung. Nachnährung ist eine Therapieform, die dem Klienten gezielt nachträgliche elterliche Fürsorge zukommen lässt.

Heilmittel: Ingwer (gegen Übelkeit und Erbrechen), Anguraté (Magentee aus Peru).

Energiepunkt II – GALLEN-PUNKT

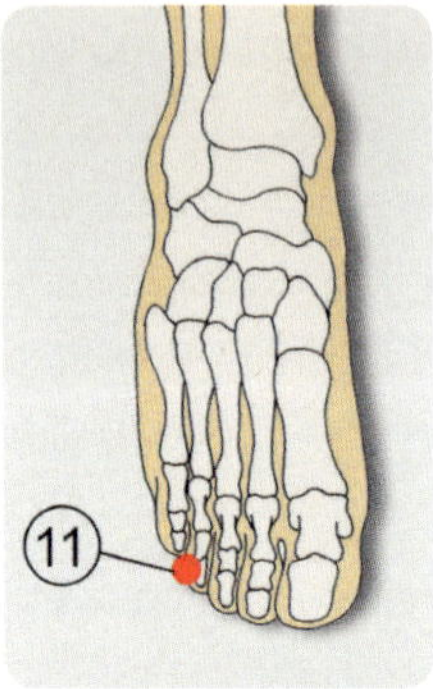

Testpunkt: Der elfte Punkt befindet sich am 4. Zeh, am Zehennagel außen, in Richtung kleiner Zeh. Er entspricht dem Akupunkturpunkt Gallenblase 44.

➔ Testen – Malen – Nachtesten.

Entsprechungen: Die Aufgabe der Galle ist es, unsere Visionen zu erfüllen und unsere Träume umzusetzen. Als Baumeister des Körpers ist die Galle in der Lage, klar und schnell zu entscheiden und dabei nach eigenen Impulsen vorzugehen. So repräsentiert sie Individualität und Selbstentfaltung.

Körperliche Themen: Ähnlich wie Leber. Darüber hinaus: Migräne, Gallenprobleme (z. B. Gallenkoliken), Fettunverträglichkeit.

Psychosomatische Zusammenhänge: Wut, Ärger, Irritation (auch in unterdrückter Form), insbesondere wenn die natürlichen Impulse der Expansion keinen Ausdruck finden. Überlebensangst, Freiheitsdrang, Einschränkung der Lebenslust. Wo man nicht für sich selbst einsteht, besteht die Gefahr geistiger und körperlicher Parasiten.

Vom Überlebenskampf in die Befreiung

Ergänzende Empfehlungen: Erkennen Sie, welche unterdrückten Lebensimpulse Sie sich nicht erlauben. Lernen Sie mit der eigenen Aggression und dem eigenen Expansionsdrang konstruktiv umzugehen, sodass Sie das Üppige und den Überfluss des Lebens genießen können. Zudem: Die Galle entlasten durch angemessene Ernährung (siehe Leber).

Ergänzender Tipp: Bei Gallenkoliken auch einen Sinus auf die Galle malen. Sich auf Parasiten testen (lassen) und ggf. eine Parasitenkur nach Dr. Clark[5] durchführen.

Heilmittel: Magenbitter, Bitterkraft® Original (Hildegard von Bingen), Wermut.

[5] Weitere Informationen unter: www.dr-clark.de

Energiepunkt 12 – BLASEN-PUNKT

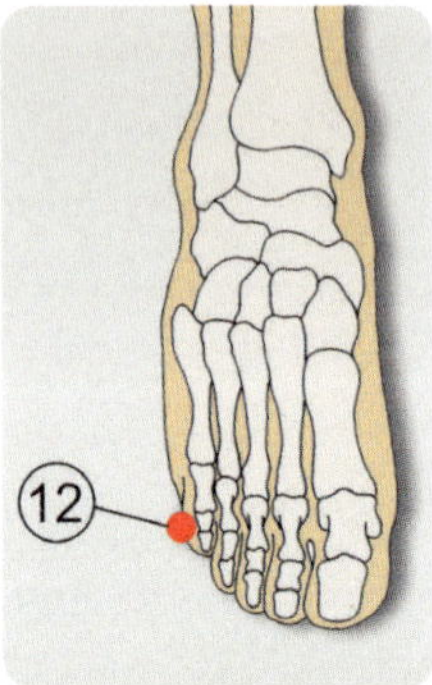

Testpunkt: Der zwölfte Punkt befindet sich am kleinen Zeh, am Zehennagel außen. Er entspricht dem Akupunkturpunkt Blase 67. Vorsicht! Bei Schwangeren nicht bemalen.

→ Testen – Malen – Nachtesten.

Entsprechungen: Die Harnblase nimmt den Urin auf und sammelt ihn bis zur Entleerung. Mit zunehmender Füllung der Blase kommt es zu einem Druckanstieg, zu Stress. So steht die Blase u. a. für die Fähigkeit, Druck auszuhalten und »die Dinge im Griff zu haben«, aber auch dafür, Druck loslassen und sich Erleichterung verschaffen zu können.

Die Fähigkeit zu entspannen

Körperliche Themen: Blasenprobleme, Reizblase, Inkontinenz, Blasenentzündung.

Psychosomatische Zusammenhänge: Stress, dem seelischen Druck nicht gewachsen sein, zu wenig Ruhe, Regeneration und Gelassenheit. Die Überzeugung, den Anforderungen nicht zu entsprechen, nicht gut genug zu sein, einen Makel zu haben, Scham und sexuelle Probleme, Folge von Missbrauch in der Kindheit.

Ergänzende Empfehlungen: Inneren und äußeren Stress abbauen. Abschalten lernen (»Lass alles so, wie es ist«). Sich Ruheräume schaffen.

Tipp: Bei Blasenkoliken einen Sinus auf die Blase malen.

Heilmittel: Kürbiskerne, Cranberry, Preiselbeere, Acerola-Kirsche, Traubenkerne.

Es sind nie die Umstände, die Stress erzeugen, sondern der falsche Umgang damit.

Energiepunkt 13 – TOXIN-PUNKT

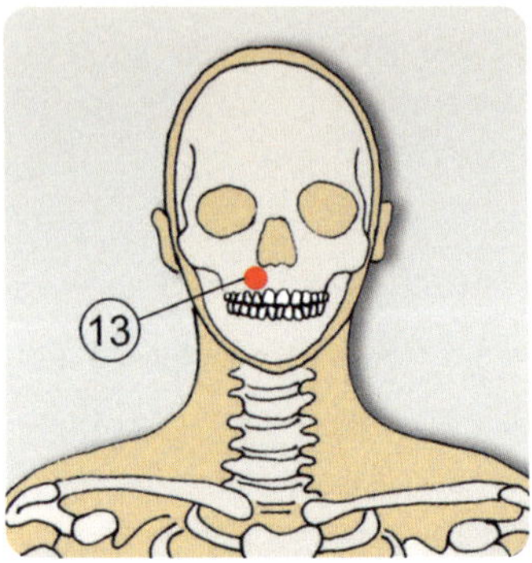

Testpunkt: Der dreizehnte Punkt befindet sich im Gesicht rechts unter dem rechten Nasenloch außen am Nasenflügel. Er entspricht dem Akupunkturpunkt Dickdarm 19. Dieser Punkt kann mit einem UV-Stift bemalt werden, der nur sichtbar wird, wenn er mit einer UV-Lampe beleuchtet wird.[7]

→ Testen – Malen – Nachtesten.

Toxine ausleiten

Entsprechungen: Belastungen durch Toxine (Amalgam, Quecksilber, Dioxin etc.), Verzehr belasteter Nahrungsmittel (Fische, Krustentiere, Pilze etc.). Pestizide in Gemüse, Obst; Wohngifte, Umweltgifte etc. Impfungen werden durch Thiomersal, eine organische Quecksilberverbindung, haltbar gemacht und können daher eine Toxinbelastung verursachen.

[7] Diese Artikel erhalten Sie hier: www.praneohom-shop.de.

Körperliche Themen: Mögliche Auswirkungen von einer Toxinbelastung können sein: Durchfall, Morbus Crohn, Asthma, Neurodermitis, Alzheimer, Multiple Sklerose, Sterilität. Bei Babys kann es zu Neurodermitis durch eine Amalgambelastung der Mutter kommen.

Hinweis: Auch dieser Punkt ist nicht aussagekräftig als Diagnosepunkt, da die Toxine in der Zelle nicht erkannt werden, sondern nur die im Bindegewebe. Auch wenn dieser Punkt nicht negativ testet, kann eine Toxinbelastung vorliegen.

Psychosomatische Zusammenhänge: Warum lasse ich Gifte in meinen Körper? Welches unbewusste Muster steckt dahinter? Wo reagiere ich giftig? Wo mangelt es mir an Schutz?

Ergänzende Empfehlungen: Eine Ausleitung bei einem erfahrenen Arzt oder Heilpraktiker (z. B. einem PraNeoHom®-Therapeuten) vornehmen.

Heilmittel: Chlorella-Algen, Bärlauch, Koriander, Zeolith (Vulkangestein), Capilarex.

Energiepunkt 14 – ALLERGIE-PUNKT

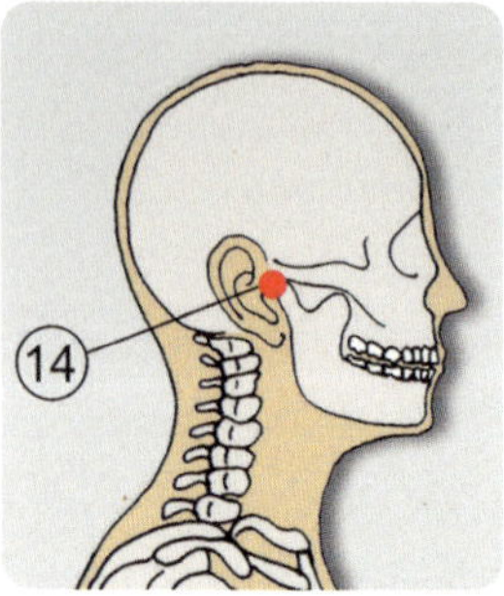

Testpunkt: Der vierzehnte Punkt befindet sich im Gesicht rechts vor dem rechten Ohr, da, wo eine Kuhle entsteht, wenn der Mund auf- und zugemacht wird. Er entspricht dem Akupunkturpunkt Dünndarm 19. Auch dieser Punkt kann mit einem UV-Stift bemalt werden.

→ Testen – Malen – Nachtesten.

Entsprechungen: Allergie oder Unverträglichkeit auf Lebensmittel, Kosmetika, Putzmittel, Pollen, Hausgifte, Hausstaubmilben, Tierhaare etc.

Frei von Allergien werden

Psychosomatische Zusammenhänge: Unterdrückte Sexualität, Angst vor Berührung, innere Kampfhaltung, aber auch Schwermetall- oder Mykosenbelastung. Ein Trauma in der Vergangenheit.

Ergänzende Empfehlungen: Die Allergie umschreiben.[8]

Heilmittel: Gencydo® (Weleda), Calcium.

[8] Siehe dazu: Bassols Rheinfelder/Becker, Heilen mit Zeichen, Stuttgart 2021.

Oft gestellte Fragen

Muss ich beide Seiten testen? Bemale ich beide Seiten, auch wenn nur eine Seite negativ testet?

→ Ideal ist es, beide Seiten zu testen. Da aber meistens beide Seiten gleich testen, reicht es aus, wenn Sie für sich selbst die Energiebalance vornehmen, an den Armen und Händen nur eine Seite zu testen und beide dementsprechend zu bemalen. Sollten Sie beide Seiten testen und nur eine Seite testet negativ, so wird nur diese Seite bemalt. Danach werden beide Seiten nachgetestet.

Muss die Reihenfolge eingehalten werden?

→ Die Reihenfolge der Energiepunkte in Testung und Bemalung hat einen tieferen Sinn und sollte auf jeden Fall eingehalten werden. Alle Energiebahnen sind miteinander im Wandlungskreis der fünf Elemente verknüpft. Wenn Sie das erste Zeichen malen, beeinflussen Sie bereits alle Energiebahnen.

Dürfen im Falle von Beschwerden auch einzelne Punkte getestet und bemalt werden?

→ Idealerweise machen Sie stets die gesamte Energiebalance, da jeder Energiepunkt einen Einfluss auf das ganze System hat. Wenn es schnell gehen soll, können Sie ausnahmsweise auch einzelne Energiepunkte aufgrund von Symptomen testen und bemalen.

Wird die Dauer der Bemalung für jeden Punkt einzeln ausgetestet?

➔ Die Dauer der Bemalung wird für die gesamte Energiebalance getestet und nicht für jeden einzelnen Punkt. Alles andere wäre zu kompliziert.

Kann ich die Energiebalance auch ohne Testen vornehmen?

➔ Wir empfehlen es nicht, da wir nicht ausschließlich aufgrund von Beschwerden entscheiden können, welcher Energiepunkt bemalt werden soll.

Wie herum muss der Sinus gemalt werden? Liegend oder stehend?

➔ Generell malen wir den Sinus stehend auf die Energiepunkte. In Ausnahmefällen kann er auch liegend gemalt werden. Im Zweifelsfall können Sie es gerne austesten.

Wenn ich mich im Spiegel bemale, male ich den Sinus seitenverkehrt. Wirkt er dann auch?

➔ Ja, der Sinus wirkt auch seitenverkehrt.

Sofort-Energie

Neun Striche wirken wie ein Verstärker. Sie können waagrecht über den ganzen Rücken gemalt werden, um kurzfristig und für eine kurze Zeit besonders viel Kraft und Ausdauer zu mobilisieren. Das hat Erich Körbler sehr erfolgreich bei dem österreichischen Radrennfahrer Roland Königshofer angewendet. Er behandelte ihn, als dieser, verletzt durch einen Unfall, befürchtete, das Rennen in Wien im November 1992 nicht antreten zu können. Erich Körbler malte ihm fünf Striche auf die verletzte Stirn und neun Striche auf den Rücken, was dem Weltmeister auf die Beine und zu einem neuen Titel verhalf. Eine erstaunliche Leistung.

Kurzfristig viel Kraft und Ausdauer mobilisieren

Die neun Striche eignen sich natürlich nicht nur für Spitzensportler, sondern für jeden Menschen, der gerade eine besondere Leistung vollbringen möchte. Vor ein paar Jahren bin ich (Layena Bassols Rheinfelder) mit meinen drei Schwestern den Jakobsweg geradelt. Pro Tag haben wir ca. 40 bis 75 km zurückgelegt, je nach Steigung. Da wir untrainiert waren, malten wir uns die neun Striche auf ein T-Shirt und trugen dieses T-Shirt während der ersten beiden Tage. Wir erfuhren dadurch einen deutlichen Energieschub, der es uns ermöglichte, schon in den ersten Tagen die Tagesstrecke zu bewältigen. Danach war es nicht mehr nötig. Wir merkten es an Beschwerden, die auftraten (Schulterschmerzen).

Dieses Stärkungsmittel muss also in Maßen genommen werden. Sie können die neun Striche aufmalen, bevor Sie auf eine längere Bergtour gehen oder zum Skilaufen. Probieren Sie selbst aus, bei welchen weiteren Anlässen Ihnen die neun Striche helfen können.

In Maßen anwenden

Mit den neun Strichen kann auch der Rutenausschlag verstärkt werden. Dazu werden neun Striche auf den Griff der Rute gemalt.

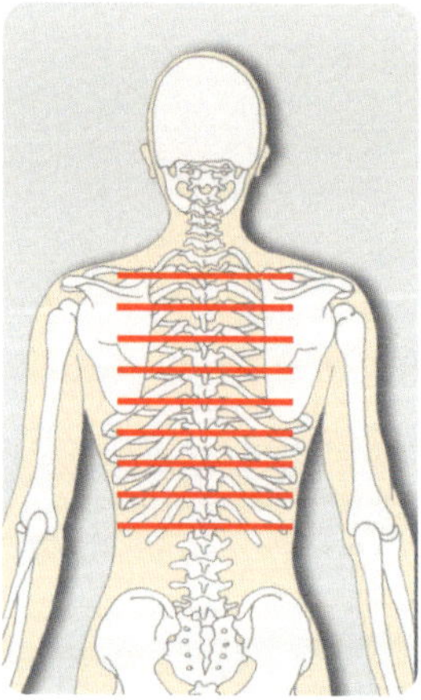

Grundsätzlich immer erst testen – dann malen – und nachtesten.

Die Autoren

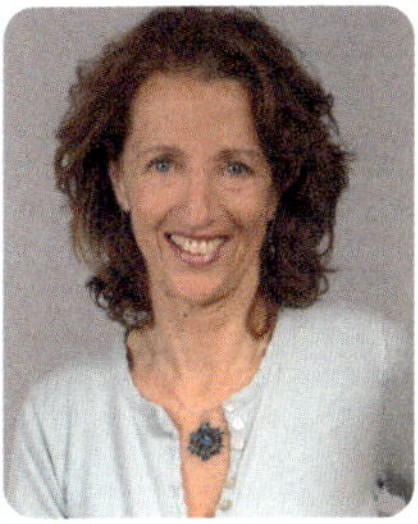

Layena Bassols Rheinfelder

Geboren 1958 in Barcelona, Mutter von zwei erwachsenen Kindern, lebt am Ammersee bei München. Sie ist Heilpraktikerin in eigener Praxis, Leiterin des Instituts für PraNeoHom® und Buchautorin.

In liebevoller Begleitung erfahren Patienten und Kursteilnehmer, wie sie mithilfe der PraNeoHom® ihre Selbstheilungskräfte aktivieren können. Zu Beginn ihres beruflichen Lebensweges stand ein Studium der Biologie. Danach folgten tiefe Prozesse der Selbstfindung und Meditation. Die Autorin bildete sich in verschiedenen Heil- und Therapiemethoden aus, u. a. in der Neuen Homöopathie nach Erich Körbler. 2003 führte sie aus all ihrem Wissen ein neues Ausbildungssystem zusammen: die Methode der PraNeoHom®, der Praxisorientierten Neuen Homöopathie, d.h. Heilen mit Zeichen, welches auch online zur Verfügung steht. Frau Bassols Rheinfelder ermutigt Menschen dazu, der eigenen Wahrnehmung zu trauen und die wertvollen Techniken der PraNeoHom® praktisch anzuwenden. Weitere Bücher von ihr sind »Heilen mit Zeichen«, »Die Seele heilen mit Zeichen«, »Heilen mit Zeichen für Tiere« und verschiedene Fachbücher zum Thema. www.praneohom.de.

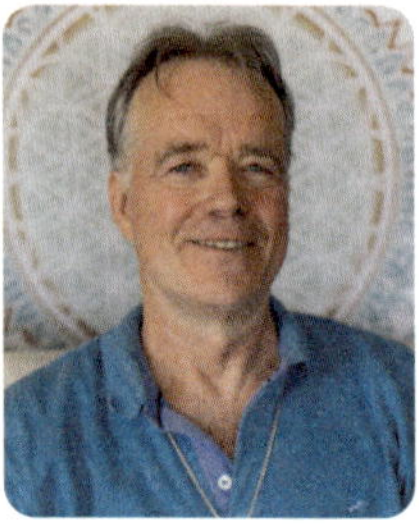

Klaus Jürgen Becker

Geboren 1956 in Wiesbaden, Dipl.-Finanzwirt (FH), ist seit 1988 Lebensberater (Akademie für geistige Wissenschaften), Life Coach (Internationale Akademie der Wissenschaften) und Seminarleiter.

Er ist Autor zahlreicher Publikationen, wie »Ho-oponopono als Weg zur Selbstliebe«, »das Uri-Jahrestraining – erster Kontakt mit dem Urteilchenstrahler«, »Russische Informationsmedizin« (zusammen mit Olga Häusermann Potschtar), »Heilen mit Zeichen« (zusammen mit Layena Bassols Rheinfelder). Die PraNeoHom® lernte er durch Layena Bassols Rheinfelder kennen und schätzen. Er wendet sein umfangreiches Wissen im Zusammenhang mit Coaching- und Beratungsthemen an und wohnt heute in Inning am Ammersee. www.klausjuergen-becker.de.

Mit 3 Farbfotos von Christina Baumann (S. 31), Layena Bassols Rheinfelder (S. 61) und Klaus Jürgen Becker (S. 62)
Mit 19 Illustrationen von Alvina M. Kreipl.

Umschlaggestaltung von Gramisci Editorial Design, München / Claudia Geffert unter Verwendung einer Farbzeichnung von shutterstock/popovartem.com.

Unser gesamtes Programm finden Sie unter **kosmos.de/nymphenburger**

Gedruckt auf chlorfrei gebleichtem Papier

Die Erstausgabe dieses Buches erschien 2014
bei der F.A. Herbig Verlagsbuchhandlung GmbH, München.
Aktualisierte Ausgabe

ISBN 978-3-96860-069-7
Redaktion: Monika Riedlinger-Sinanmis
Gestaltung und Satz: Grafikdesign Storch / Ulrike Vohla
Produktion: Kim Kanstinger
Druck und Bindung: Finidr, s.r.o., Český Těšín
Printed in The Czech Republic / Imprimé en République Tchèque

FSC
www.fsc.org
MIX
Papier aus verantwortungsvollen Quellen
FSC® C014138